AF586546

Travail du Laboratoire de Thérapeutique expérimentale

LA NOVOCAÏNE

Etude pharmacodynamique

THÈSE

PRÉSENTÉE

A LA FACULTÉ DE MÉDECINE DE L'UNIVERSITÉ DE GENÈVE

POUR OBTENIR

LE GRADE DE DOCTEUR EN MÉDECINE

PAR

Mlle Lydie Tcheremouchkine

GENÈVE

IMPRIMERIE L. COULON, RUE VERDAINE, 15

1908

Thèse N° 192

La Faculté de Médecine autorise l'impression de la thèse présentée par Mlle Lydie Tcheremouchkine, intitulée : **La Novocaïne,** *étude pharmacodynamique sans exprimer d'opinion sur les propositions qui y sont énoncées.*

GENÈVE, le 9 Juin 1908.

Le doyen,
Dr Prof. LASKOWSKI.

Qu'il nous soit permis de témoigner notre profonde gratitude à Monsieur le professeur Mayor pour l'amabilité avec laquelle il a bien voulu nous recevoir dans son laboratoire, nous suggérer l'idée de ce travail et en avoir dirigé les recherches.

Qu'il veuille agréer nos hommages respectueux d'estime et de reconnaissance.

Nous adressons pour la même occasion tous nos remerciements à Monsieur le docteur Wiki, premier assistant du laboratoire de thérapeutique, pour l'aide précieuse qu'il a voulue nous prêter.

Nous remercions également Mademoiselle la doctoresse Kamenzowe et Monsieur le docteur Mouhktar, qui nous ont beaucoup facilité la partie technique de notre travail.

Nous somme heureuse de pouvoir exprimer notre vive reconnaissance à Monsieur le professeur Bard, de nous avoir reçu dans son service, où nous avons eu l'occasion de profiter de son talent et de ses connaissances profondes.

INTRODUCTION

L'on sait quel intérêt il y aurait à pouvoir, au moins dans certains cas, où l'anesthésie générale est impossible, lui substituer une anesthésie locale.

Le premier agent chimique qui fut utilisé dans ce but est la cocaïne qu'on emploie encore couramment soit en instillation dans l'œil, soit en badigeonnage des muqueuses, mais aussi en injection sous cutanée et sous arachoroïdienne (rachicocaïnisation).

Malgré son pouvoir anasthésiant très accentué, on lui a cherché des succédanés, car on a reconnu rapidement qu'il n'était pas sans inconvénient. Il est vrai qu'avec un maniement bien réglé on diminue les risques ; cependant, même avec des solutions très faibles et toutes les précautions voulues, on a de temps à autre des cas d'accidents inquiétants et même mortels.

Ce que l'on demande donc aux succédanés de la cocaïne, c'est qu'avec un pouvoir anesthésiant si non égal, au moins suffisant, ils possèdent une innocuité relative avec l'absence de certains phénomènes gênants comme la dillatation pupillaire, le dépoli de la cornée, etc...

On nous a présenté successivement les eucaïnes, l'orthoforme, la subcutine ; et dernièrement la stovaïne, l'alypine ; mais tous ces alcaloïdes, à côté des avantages propres à chacun d'eux, ont des inconvénients qui tiennent soit à leur toxicité, comme c'est le cas pour l'alypine, soit à des défauts physiques comme pour l'orthoforme, la faible solubilité.

En 1905 a été découvert par le professeur Einhorn, un nouveau corps possédant des propriétés anesthésiantes qui a reçu le nom de novocaïne.

C'est une modification de l'anesthésine, et celle-ci ayant pour formule :

$$C_6H_4 \left\langle \begin{array}{l} NH_2 \\ COO\ C_2H_5 \end{array} \right.$$

la substance dont le sel chlorhydrique a reçu le nom de *novocaïne* répond à la formule suivante :

$$C_6H_4 \left\langle \begin{array}{l} NH_2 \\ COO\ C_2H_4\ N \left\langle \begin{array}{l} C_2H_5 \\ C_2H_5 \end{array} \right. \end{array} \right.$$

ce qui en fait un p-amino-benzoyl-diéthylamino-éthanol :

$$\begin{array}{ccc} & NH_2 & \\ & | & \\ & C & \\ HC & & CH \\ HC & & CH \\ & C & \\ & | & \\ & COO.\ C_2H_4\ N\ (C_2H_5)_2 & \end{array}$$

Propriétés physiques.

La novocaïne se présente sous la forme d'une poudre cristalline, de couleur blanche, d'une saveur fraîche et légèrement amère. Elle est facilement soluble dans l'eau, plus difficilement dans l'alcool. Elle se dissout également dans la solution physiologique et le chloroforme. Elle est insoluble dans l'éther sulfurique.

Une solution aqueuse de novocaïne (1 %) prend une coloration jaunâtre après un séjour prolongé dans un flacon bouché

Les solutions plus fortes (4 %) deviennent facilement verdâtres.

Propriété chimiques.

La solution aqueuse de novocaïne donne une réaction neutre.

Le mélange d'une solution aqueuse de novocaïne avec le bicarbonate de soude ne donne pas de précipité.

Une solution de novocaïne acidulée par Hcl décolore le permanganate de potasse à froid après un certain temps d'exposition à l'air; la réaction se fait plus facilement à chaud.

La novocaïne en solution aqueuse est précipitée par tous les réactifs des alcaloïdes.

CHAPITRE PREMIER

Effets physiologiques de la novocaïne.

1. Toxicité.

D'après Biberfeld la novocaïne est 6 à 7 fois moins toxique que la cocaïne et 2 à 3 fois moins toxique que la stovaïne. Cet auteur donne comme dose léthale de cette substance 0 gr. 35 — 0 gr. 40 par kilogr. de lapin en injection sous cutanée. La dose de 0 gr. 25 de novocaïne pour 1000 gr, de chien n'amène pas la mort. Pour Heineke et Läwen la dose toxique de novocaïne serait pour le lapin de 0 gr. 73 par kilogr. Bier fait remarquer que, en injection rachidienne, la novocaïne est également de toxicité relativement faible.

Chevalier et Scrini ont comparé la toxicité de l'anesthésine avec celle de son dérivé, la novocaïne. Les chiffres qu'ils ont atteint sont les suivants :

		anesthésine	*novoc.*
Inject. intrapéritonéale	chat	0 gr. 85 — 0 gr. 90	0 gr. 45
—	chien	0 gr. 75	0 gr. 40
— intraveineuse		0 gr. 40	0 gr. 20

Les phénomènes d'intoxication seraient caractérisés tout d'abord par une période passagère d'excitation motrice accompagnée de tremblements, d'incordination des mouvements et bientôt d'affaiblissement des membres postérieurs. Plus tard l'animal tombe sur le côté et présente des convulsions avec dyspnée, opisthotonos, mouvements ambulatoires. La sensibilité générale est conservée. Si la dose est suffisante, les convulsions augmentent, deviennent subintrantes et finalement l'animal meurt par arrêt respiratoire et cardiaque ; le cœur s'arrête en diastole.

Chez les chats les troubles toxiques sont encore plus prononcés ; il y a en même temps des hallucinations analogues à celles qu'on constate avec la stovaïne. En dernier lieu les convulsions se localisent aux muscles de la tête et du cou et à ceux des membres antérieurs. Les membres postérieurs sont au contraire paralysés. (Chevalier et Scrini).

Heineke et Läwen donnent à peu près le même tableau d'intoxication par la novocaïne. Après l'injection d'une forte dose de novocaïne, disent-ils, survient bientôt la paralysie des extrémités. L'animal tombe sur le côté. Très vite apparaissent les convulsions cloniques des extrémités ; elles prennent souvent le caractère de mouvements de course. Quelquefois il y a des convulsions toniques avec opisthotonos. La respiration devient rapide et superficielle. Le nez se cyanose. La mort paraît survenir par arrêt de respiration ; le cœur bat généralement encore quelques minutes.

2. Action cardio-vasculaire et respiratoire.

La plupart des auteurs signalent la faible action de la novocaïne sur la circulation. D'après Biberfeld la circulation et la respiration sont particulièrement peu influencées par la novocaïne. Ainsi 0 gr. 15 à 0 gr. 20 de substance en injection sous cutanée, chez le lapin, ne modifie presque pas la courbe de respiration et de circulation prise au kymographion.

En injection intraveineuse on peut observer une baisse passagère de la pression sans que les battements du cœur soient affaiblis ; il semble que l'action de la novocaïne porte sur le centre vasomoteur.

La respiration devient plus lente et plus superficielle.

D'après Chevalier et Scrini la novocaïne en injection intraveineuse (sol. à 2 %) donne une chute de pression assez brusque avec léger ralentissement de pouls et diminution d'énergie cardiaque. Ensuite se fait une ascension assez rapide de la pression qui se maintient légèrement au dessus de la normale ; elle est accompagnée d'une faible accélération des battements cardiaques.

La respiration est d'abord ralentie; ensuite elle devient spasmodique et s'accélère et pendant la période de convulsions apparaît nettement la dyspnée.

Chevalier et Scrini ajoutent: „En résumé, c'est une substance peu toxique et qui à forte dose agit d'abord comme excitant puis comme paralysant bulbo-médullaire. D'après les mêmes auteurs la novocaïne ne posséderait ni des propriétés vaso-constrictives, ni propriétés vaso dilatatrices.

3. Action sur l'œil.

L'action de la novocaïne sur l'œil a été étudiée par Wicherkiewicz, Biberfeld, Gebb, Chevalier et Scrini. Les résultats obtenus présentent de petites variations surtout en ce qui concerne l'action anesthésique de la drogue. D'après Gebb l'anesthésie est marquée après 3 à 5 minutes et dure assez longtemps, *quelquefois plus d'une heure.* Les faibles concentrations (1 % à 2 %) donnent déjà l'anesthésie de la membrane nyctitante et de la cornée, mais cette anesthésie n'est pas suffisante pour permettre l'extraction de corps étrangers.

Le prof. Wiecherkiewicz trouve que l'anesthésie donnée par la novocaïne en solution de 2 % est plus faible que celle produite par la cocaïne à la même dose; par contre elle est aussi rapide et de la même durée.

Biberfeld trouve les solutions de 1 % à 3 % suffisantes pour produire l'anesthésie de l'œil. Les résultats obtenus par Chevalier et Scrini sont tout autres: l'auteur prétend que les solutions de 2 % ne semblent pas beaucoup influencer la sensibilité de la conjonctive bulbaire et de la cornée. A 5 % on obtient une anesthésie légère et superficielle qui ne persiste pas plus de 5 à 10 minutes; *elle devient plus prolongée sans augmenter d'importance avec la concentration de 10 %*. La sensibilité est rétablie au bout de 8 à 10 minutes.

La pupille, ainsi que l'accomodation ne semblent pas être influencées. Cependant Gebb trouve que les solutions à

5 ‰ à 10 ‰ et exceptionnellement celles à 3 ‰ produisent une légère mydriase sans que l'accomodation soit troublée.

Même en poudre, la novocaïne n'a pas d'action irritante sur la cornée; celle-ci reste lisse et ne présente aucune altération.

Les vaisseaux présentent une très légère dilatation qui, le plus souvent, disparaît très vite, mais peut aussi persister un quart d'heure ou une demie heure (Gebb).

CHAPITRE II

Recherches personnelles.

Le but principal de nos recherches sur la novocaïne est d'établir son pouvoir anesthésiant d'une part, d'indiquer ses inconvénients, de l'autre. Nous avons adopté la méthode comparative nous rapportant pas à pas à la cocaïne, anesthésique local, dont les propriétés sont bien connues.

Pour déterminer l'action nerveuse de la novocaïne, nous avons institué diverses séries d'expériences en mettant en œuvre les procédés suivants :

1. Instillation dans l'œil.
2. Injection dermyque et hypodermique.
3. Injection dans la gaine du nerf sciatique.
4. Injection intrarachidienne.
5. Injection intracranienne.
6. Injection sous-cutanée ou intravasculaire destinée à étudier.

a) la toxicité et les effets généraux de la substance

b) son action cardio-vasculaire.

Nous avons étudié les effets de la toxicité sur des animaux libres en faisant des injections intraveineuses (veine auriculaire marginale) chez le lapin et l'injection sous-cutanée chez le cobaye.

Les effets cardio-vasculaires ont été étudiés à l'aide du kymographion de Ludwig.

I. Effets de la novocaïne sur l'œil.

Instillations comparatives de novocaïne et de cocaïne en solution de 1 % et 4 % dans l'œil du lapin et du cobaye.

Pour étudier l'action anesthésiante de la novocaïne sur l'œil, nous avons expérimenté sur le cobaye et le lapin, ce dernier se prêtant assez bien à des expériences de ce genre. Nous instillions quelques gouttes d'une solution de novocaïne dans l'œil gauche de l'animal, tandis que l'œil droit recevait le nombre égal de gouttes d'une solution de cocaïne. Nous rapportons ici quelques-unes de nos expériences.

Expérience I.	**Expérience I.**
Lapin.	*Lapin*
2 h. 34. Instillation dans l'œil de 3 gouttes d'une solution de *cocaïne* à 1 °/₀.	2 h. 34. Instillation, dans l'œil gauche de 3 gouttes d'un solution de *novocaïne* à 1 °/₀.
2 h. 36. Anesthésie de la cornée.	2 h. 35. Le replexe cornéen existe.
2 h. 38. Anesthésie complète et beaucoup plus profonde qu'à l'œil gauche, La membrane nyctitante est insensible.	2 h. 38. Anesthésie de la cornée, mais si l'on agit un peu fortement; le clignement se produit. La membrane nyctirante est insensible.
2 h. 39 Voso-constriction nette	2 h. 39. Pas de changement apparent dans le système circulatoire de la conjonctive.
2 h. 45. La cornée est légèrement dépolie. La pupille s'élargit. L'anestésie persiste. 2 h. 49. La partie supérieure de la cornée devinent sensible. 3 h. 1. Le sensibilité reparaît. La mydriase persiste.	2 h. 45. Cornée brillante. Pupille sans modification. La partie supérieure de la cornée devient sensible.

Expérience 2.	**Expérience 2.**
Lapin	*Lapin*
2 h. 15. Instillation dans l'œil droit de 3 gouttes d'une solution de *cocaïne* à 1 °/₀.	2 h. 15. Instillation dans l'œil gauche de 3 gouttes d'une solution de *novocaïne.* à 1 °/₀.
2 h. 16. Sensibilité presque abolie.	2 h. 16. Sensibilité émoussée.
2 h. 17. Insensibilité compléte. La conjonctive est pâle.	2 h. 17. Insensibilité. La partie interne de la cornée est plus anesthésiée La conjonctive est un peu plus rouge qu'à droite.
2 h. 25. L'anesthésie est plus profonde qu'à gauche. La cornée est dépolie.	2 h. 25. L'anesthésie est superficielle, si l'on touche la cornée un peu fort le clignement se produit. La cornée est lisse.

2 h. 30. Toute la cornée est insensible.

2 h. 34. La pupille est large.

2 h. 30. La partie externe de la cornée devient sensible.

2 h. 32. Le centre de la cornée devient sensible.

2 h. 34. La pupille est sans modification.

Expérience 3.

Lapin

2 h. 36. Instillation dans l'œil droit de 3 gouttes d'une solution de *cocaïne* à 4 %.

De suite après l'instillation l'animal tient son œil fermé pendant quelques instants.

2 h. 37' 30". Anesthésie de la cornée.
Le maximum d'anesthésie s'établit plus vite que dans l'œil novocaïnisé.
La cornée est dépolie.

2 h. 46. La pupille commence à se dilater.

2 h. 47. La conjonctive est nettement plus pâle qu'à l'œil gauche.

3 h, 5. L'anesthésie persiste.

3 h. 9. L'anesthésie est absolue.
3 h. 24. La sensibilité reparait. La pupille reste large.

Expérience 3.

Lapin

2 h. 36. Instillation dans l'œil gauche de 3 gouttes d'une solution de *novocaïne* à 4 %.

2 h. 38. Anesthésie de la cornée. L'anesthésie va en augnentant les minutes suivantes, de manière que le maximum s'établit 6 ou 7 minutes après l'instillation.
La cornée est lisse.

2 h. 46. La pupille ne présente pas de modification.

2 h. 47. La conjonctive est de couleur normale.

3 h. 5. La sensibilité revient.

Expérience 4.

Lapin

1 h. 55. Instillation dans l'œil droit de 3 gouttes d'une solution de *cocaïne* à 4 %.

1 h. 56. Anesthésie de la cornée.

1 h. 57. Anesthésie plus forte que dans l'œil novocaïnisé.
La conjonctive est plus pâle que dans l'œil gauche.

Expérience 4.

Lapin

1 h. 55. Instillation dans l'œil gauche de 3 gouttes d'une solution de *cocaïne à* 4 %.

1 h. 56. Sensibilité diminuée.

1 h. 57. Anesthésie de la cornée.
La conjonctive ne paraît pas hypérennée.

2 h. 1. La cornée est dépolie.	2 h. 1 La cornée est lisse.
2 h. 2. L'insensibité est complète. La membrane nyctitante est anesthésiée.	2 h. 2. L'insensibilité est complète. La membrane nystitante est insensible.
2 h. 10. Insensibilité complète.	2 h. 10. Anesthésie absolue.
2 h. 20. La cornée présente toujours une anesthésie absolue.	2 h. 20. La sensibilité reparaît au centre et à la partie externe de la cornée ; la partie interne est insensible.
2 h. 31. La pupille est large.	2 h. 31. La pupille ne présente pas de modification.
2 h. 36. La partie supérieure de la cornée commence à recouvrer sa sensibilité.	

Expérience 5. *Cobaye.*	**Expérience 5.** *Cobaye.*
4 h. 31. Instillation dans l'œil droit de 3 gouttes d'une solution de *cocaïne* à 4 %.	4 h. 31. Instillation dans l'œil gauche de 3 gouttes d'une solution de *novocaïne* à 4 %.
4 h. 32. Le reflexe cornéen est aboli.	4 h. 32. Le reflexe cornéen existe.
4 h. 33. Anesthésie.	4 h. 33. Le reflexe cornéen est aboli.
4 h. 35. Anesthésie complète.	4 h. 35. Anesthésie complète.
4 h. 40. Le reflexe cornéen n'existe pas. La cornée est dépolie.	4 h. 40. Le reflexe cornéen est absent. La cornée est lisse.
4 h. 52. L'anesthésie est absolue.	4 h. 52. La sensibilité reparaît.
5 h. 24. La sensibilité reparaît.	

Ces expériences ont été répétées plusieurs fois soit chez le lapin, soit chez le cobaye, toujours avec les mêmes résultats. Il faut donc conclure que la novocaïne en solution à 1 % donne une anesthésie très superficielle ; celle-ci est plus complète avec la solution à 4 %. La durée de l'anesthésie est de 11 à 35 minutes. Après action de la solution à 4 % on peut exciter la cornée avec un instrument métallique mousse sans que le reflexe cornéen apparaisse. Au contraire avec des solutions faibles (1 %), le clignement se produit si l'excitation est un peu énergique. Nous n'avons pas remarqué de modification sensible dans la circulation de la conjonctive, sauf dans quelques cas où il nous a semblé voir une très faible vaso-dilatation, et encore nous nous sommes demandé s'il ne s'agissait pas d'une rougeur apparente par contraste avec l'ischémie nette produite par la cocaïne.

Nous n'avons pas remarqué non plus de dilatation pupillaire. En même temps la cornée restait constamment lisse et brillante. Par contre dans tous les cas l'anesthésie cocaïnique nous a paru plus parfaite et de durée plus considérable (27 à 50 minutes et plus). Mais constamment la cornée devenait terne ; la mydriose durait longtemps. Donc, pour des opérations sur l'œil qui ne demandent pas une anesthésie très profonde, la novocaïne présente des avantages évidents sur la cocaïne ; mais pour des interventions sur les parties profondes de l'œil, il faut fortement concentrer les solutions, les concentrations moyennes n'étant pas suffisantes.

II. Effet de la novocaïne sur les extrémités nerveuses tactiles.

Injections dermiques et hypodermiques.

Ces expériences ont été faites sur *le cobaye*. Pour comparer le pouvoir anesthésiant des deux substances, nous choisissions deux endroits symétriques sur le dos de l'animal et après avoir coupé les poils, nous injections des doses égales de cocaïne et de novocaïne, soit dans l'épaisseur derme, soit sous le derme.

Avec 2 à 3 parties d'une solutions à 1 % de *cocaïne*, l'anesthésie s'établit rapidement ; au bout de 2 minutes, elle est complète. Le champ d'anesthésie est de 10 à 15 mm. L'anesthésie dure plus de 40 minutes. Il y a une vaso-constriction nette de la région.

La *novocaïne* à la même concentration et à dose égale, donne une anesthésie dont le maximum est atteint

4 à 7 minutes après l'injection. L'anesthésie paraît aussi complète que celle donnée par la cocaïne ; on peut piquer, pincer l'endroit anesthésié sans que l'animal réagisse. Le champ d'anesthésie est de 10 à 12 mm. ; la durée de 19 à 34 minutes. Il y a une légère vaso-dilatation de la région, les piqûres ne saignent pas beaucoup. La solution de novocaïne à 4 % produit une anesthésie rapide, qui se complète en 2 minutes.

Tandis qu'avec une solution de cocaïne à 0.5 % on obtient une anesthésie complète, et que après 31 minutes toute la région est encore insensible, la novocaïne à la même concentration ne donne pas une anesthésie aussi complète, (l'animal se retourne, lorsque on le pique à l'endroit anesthésié) en même temps la durée de l'anesthésie est moins considérable : 13 à 19 minutes. Par contre avec la novocaïne nous n'avons jamais constaté, avec les doses citées, une manifestation quelconque de l'action générale de la substance, tandis qu'avec la cocaïne en solution à 4 % nous avons pu constater l'ébauche de convulsions.

Nous avons répété ces expériences 14 fois ; il faut donc conclure qu'en injection dermique, la novocaïne donne une anesthésie suffisante, quoique un peu plus faible que celle produite par la cocaïne. La durée de l'anesthésie est moins considérable, le pouvoir de diffusion est un peu plus faible. Mais le fait que l'on peut augmenter la concentration, sans voir apparaître des phénomènes généraux, permet dans la pratique d'obtenir, avec la novocaïne, des anesthésies semblables à celles que donne la cocaïne.

Pour mieux apprécier l'action de novocaïne sur les vaisseaux périphériques, nous avons entrepris une petite série d'expériences spéciales. Nous avons choisi un lapin albinos et après avoir bien rasé les poils d'une région de 10 cm². environ, nous avons injecté en 4 points distants l'un de l'autre le plus possible, 4 gouttes de cocaïne, d'alypine, de stovaïne et de novocaïne. La cocaïne et l'alypine ont été employées en solution à 1 %, les 2 autres substances en solution à 4 %.

Tandis que l'endroit où on a injecté la *cocaïne*, présente immédiatement après l'injection une vaso-constriction nette qui persiste pendant les minutes suivantes, celui où l'on a injecté la *novocaïne* est très légèrement rosé et diffère peu de la peau du voisinage. L'endroit qui a reçu *l'alypine,* pâle au moment de l'injection, devient rosé 2 minutes plus tard; et la région *stovaïnisée* devient nettement rose 2 ou 3 secondes après l'injection. Dix minutes plus tard la différence est encore plus nette. L'endroit qui a reçu la stovaïne est franchement rouge, avec de petits points plus foncés. Ensuite vient par ordre de coloration la région où a été injectée l'alypine : elle est sensiblement plus pâle que la première. La région novocaïnisée occupe le troisième rang et enfin vient celle qui a reçu la cocaïne et qui présente, elle aussi, un certain degré de rougeur (période de vaso-dilatation secondaire). Il paraît donc, que la novocaïne, dont l'action sur les vaisseaux est évidemment très faible, est pourtant un léger vaso-dilatateur local.

III. Effets de la novocaïne sur le tronc nerveux.

Injection dans la gaine du sciatique.

La novocaïne aussi bien que les autres corps du même groupe pharmacodynamiqne, donne lieu au phénomène observé avec la cocaïne par François Frank et décrit par lui sous le nom de " section physiologique du nerf ". Il consiste dans le fait suivant : si l'on injecte dans la gaine d'un nerf mixte quelques gouttes de cocaïne et qu'on applique ensuite au point injecté un courant électrique, il n'y a de la part de l'animal aucune réaction soit sensitive, soit motrice.

Par contre si l'on électrise la région immédiatement *supérieure*, l'on obtient des manifestations douloureuses plus ou moins vives, sans qu'il y ait de réaction de la part de la musculature dépendante de ce nerf. Si l'on s'adresse à la région *inférieure* à l'injection, l'on obtient au contraire des contractions musculaires à l'exclusion de toute manifestation douloureuse.

Après avoir dénudé une partie du sciatique gauche chez le lapin, nous avons lentement injecté dans sa gaine 2 gouttes de novocaïne en solution à 4 %. La distance des bobines étant de 20, au bout de quelques minutes l'interruption du courant nerveux est complet et la section physiologique du nerf est absolue. Le phénomène dure plus de 40 minutes.

L'expérience a été répétée 3 fois.

IV. **Injections intrarachidiennes.**

L'idée de produire l'anesthésie par action sur les racines rachidiennes appartient à Bier. C'est un procédé qui aurait de grands avantages lorsque pour une raison quelconque l'anesthésie générale ne peut pas être appliquée ; si malheureusement, il ne présentait pas certains dangers. Nombreux sont les accidents fort désagréables qu'on a vu se produire avec la cocaïne. Il serait important donc de trouver une substance dont l'action toxique soit moins considérable, sans que sa force anesthésiante en soit diminuée.

La novocaïne a été utilisée pour produire l'anesthésie par voie lombaire. Nous avons cherché si l'expérimentation pourrait donner des renseignements sur son activité et sur son innocuité relative dans ces circonstances.

Nous reproduisons ici quelques expériences faites dans ce but. Pour les injections lombaires, nous avons incisé la peau du cobaye au niveau des dernières vertèbres lombaires et nous avons injecté la solution de novocaïne au niveau du 5me espace intervertébral lombaire. Toute les expériences ont été faites de cette même manière.

a) Injection de cocaïne en solution à 1 %.

Expérience 1.

Cobaye 385 gr.

4 h. 12. Injection de 2 gouttes de la solution de cocaïne à 1 %. Presque immédiatement après l'injection survient l'anesthésie du train postérieur; ensuite la patte postérieure droite se paralyse et peu de temps après la patte postérieure gauche. Les oreilles sont sensibles. Elles sont légèrement cyanosées, ainsi que les pattes. L'animal est couché sur le ventre, les pattes postérieures en extension.

4 h. 13. La patte gauche retrouve quelques mouvements; la droite est encore immobile.

4 h. 19. La patte droite s'agite à son tour. L'insensibilité persiste.

4 h. 22. L'animal s'est entièrement remis, la sensibilité du train postérieur reste légèrement diminuée.

Expérience 2.

Cobaye 444 gr.

5 h. 15. Injection de 3 gouttes de la solution de cocaïne à 1 %. Immédiatement après l'injection, crise convulsive intense avec insensibilité du train postérieur.

5 h. 25. Délire de rongement; les pattes et les oreilles sont pâles. (L'animal s'est remis après une dizaine de minutes). La paralysie ou plutôt la parésie est faible. Elle atteint exclusivement les membres postérieurs. Ici l'alcaloïde a diffusé rapidement et a atteint sous forme de solution diluée le bulbe (convulsions) et les circonvolutions (délire).

b) Injection de novocaïne.

Expérience 1.

Cobaye 370 gr.

4 h. 29. Injection de 2 gouttes de novocaïne en solution à 1 %. Presque immédiatement apparaît la parésie du train postérieur. La sensibilité persiste.

4 h. 31. L'anesthésie apparaît dans les membres postérieurs ; elle n'est pas égale d'un côté à l'autre. Légère congestion des 4 membres et des oreilles. Le perinée est insensible.

4 h. 38. La sensibilité reparaît, ainsi que le mouvement dans les 2 pattes postérieures : les oreilles sont pâles.

4 h. 55. Le train postérieur reste légèrement parésié. La sensibilité est normale.

Expérience 2.

Cobaye 720 gr.

3 h. 55. Injection de 2 gouttes de novocaïne en solution à 4 %. Paraplégie immédiate des pattes postérieures.

3 h. 56. La patte postérieure droite devient insensible.

3 h. 58. La patte postérieure gauche devient insensible à son tour. Le périnée est insensible. L'insensibilité remonte jusqu'au dessus de l'ombilic. Les pattes antérieures et les oreilles ont conservé leur sensibilité. L'animal est un peu abattu, il est couché sur le ventre. L'insensibilité est intense : même lorsqu'on touche la plaie avec le scalpel, l'animal ne réagit pas.

4 h. 10. L'insensibilité persiste.

4 h. 25. La sensibilité reparaît.

Expérience 3.

Cobaye 420 gr.

5 h. 41. Injection de 3 gouttes de novocaïne en solution à 4 %. Paraplégie immédiate. La sensibilité persiste.

5 h. 42. Anesthésie du train postérieur.

5 h. 45. Tendance aux mouvements de course. L'animal a de la peine à tenir sa tête en équilibre. L'anesthésie remonte jusqu'à la ceinture scapulaire ; les pattes antérieures, la nuque et les oreilles restent sensibles.

5 h. 47. Grincement de dents ; petites secousses de la tête. Le nez se cyanose légèrement. L'anesthésie est encore complète. La sensibilité de la cornée existe.

5 h. 52. Petits mouvements de la patte postérieure droite qui ne paraissent pas volontaires. L'animal couché sur le côté gauche, a la tendance à incurver l'axe de son corps du côté droit.

5 h. 57. L'animal bouge les pattes postérieures. La sensibilité reparaît.

6 h. 7. La paralysie a presque disparu. L'animal s'est remis complètement.

Nous avons répété ces expériences 11 fois et de ce que nous avons observé ainsi, nous pouvons tirer les conclusions suivantes : l'injection de 2 gouttes de *novocaïne* en solution à 1 % donne presque immédiatement la parésie du train postérieur. Une à trois minutes après, apparaît l'anesthésie qui dure en moyenne 10 minutes. Cette anesthésie est moins forte et moins durable qu'avec la même quantité de cocaïne. Elle est toujours bilatérale, mais commence souvent par un seul côté où l'anesthésie reste plus accentuée pendant toute la durée de l'expérience. Les phénomènes d'excitation sont nuls.

L'injection de 2 gouttes de novocaïne à 4 % donne une anesthésie très intense. *La paralysie précède toujours l'anesthésie*, d'ailleurs comme avec la stovaïne et l'alypine. L'anesthésie apparaît au bout de 1 à 2 minutes après l'injection ; elle atteint la ceinture scapulaire. Jamais nous n'avons constaté l'anesthésie des pattes antérieures, ni leur paralysie. *Il y a peu de phénomènes généraux.*

Avec 3 gouttes de novocaïne à 4 % nous avons eu quelques phénomènes du côté du système nerveux central, signe de la diffusibilité de la substance. L'animal présente des phénomènes d'excitation des centres supérieurs : délire de rongement ; quelques convulsions cloniques ; mais jamais nous n'avons constaté les phénomènes bulbaires inquiétants, que l'on observe fréquemment avec la cocaïne lorsqu'on procède de façon identique, quant à la masse injectée et au titre de la solution. Nous avons d'autre part injecté dans le canal rachidien jusqu'à 4, 5 et 7 gouttes de novocaïne à 4 % sans avoir observé un seul cas de mort soit immédiate, soit tardive.

Avec *la cocaïne* le phénomène le plus saillant est l'anesthésie qui *précède généralement la paralysie.* Elle est parfois plus intense qu'avec la novocaïne et remonte plus haut; nous avons pu, avec la solution à 4 %, constater l'anesthésie des 4 membres, ce qui n'arrive jamais avec la novocaïne au même titre. A ces phénomènes succède en outre avec la cocaïne, lorsque la substance atteint l'encéphale, de l'excitation qui s'exprime par du délire et des convulsions épileptiformes.

Si nous comparons les deux anesthésiques, nous pouvons dire que la force anesthésiante de la novocaïne est plus faible que celle de la cocaïne à dose égale. Par contre grâce à l'innocuité relative de la substance, on peut élever la concentration et la quantité injectée sans que l'animal en souffre : ce qui permet de rétablir l'égalité d'action entre les deux anesthésiques. Avec la cocaïne nous avons eu des phénomènes généraux avec les doses, les plus faibles.

Chez l'homme la rachinovocaïnisation a été appliquée par un certain nombre de cliniciens, tels que les Professeurs Opitz, Sonnenburg ; Docteurs Heineke et Läwen, Hermes, Lindenstein et autres..... Les résultats sont plutôt favorables : l'anesthésie apparaît 1 à 2 minutes après l'injection ; elle est toujours suffisante. On cite des cas d'anesthésie imparfaite, (Sonnenburg, Hermes) soit le plus souvent, par absence d'écoulement du liquide céphalo-rachidien, soit par difficulté de la technique. Comme avec la stovaïne, on a noté avec la novocaïne, des faits d'anesthésie unilatérale. La durée de l'anesthésie novocaïnique est de 1 à 2 heures, (Sonnenburg, Hermes) quelquefois moins. D'autres fois, au contraire, l'insensibilité persiste plus longtemps. La quantité et la concentration à employer diffèrent suivant les auteurs consultés. Tandis que le professeur Opitz, le docteur Hoffmann emploient 2 à 3 cc. de la solution à 5 %, soit 0 gr. 10 à 0 gr. 15 de novocaïne, le professeur Sonnenburg pousse la concentration jusqu'à 10 % et emploie 0 gr. 15 de substance; Heineke et Läwen ont utilisés la solution à 15 %, mais sont revenus ensuite à la solution de 5 % dont on se contente en général. Avec la quantité de 0 gr. 05 de novocaïne, l'anesthésie atteint l'ombilic et avec les doses un peu plus fortes de 0 gr. 06 à 0 gr. 07 elle remonte jusqu'aux côtes et même au delà.

Rarement on dépasse la quantité de 0 gr. 15 de novocaïne. Tous les auteurs soulignent le fait que la novocaïne a une influence beaucoup moins forte sur les racines motrices que la stovaïne. Généralement les membres inférieurs sont simplement alourdis sans qu'il y ait abolition complète de motilité. (Hermes, Hoffmann). Par cette électivité de son action sur les racines sensitives, la novocaïne se rapproche de la cocaïne et semble se placer entre cette dernière et la stovaïne.

La seconde qualité que possède la novocaïne, c'est la bénignité des phénomènes généraux: on cite des cas rares de collapsus très passagers et sans gravité. (cas de Opitz, de Lindenstein.) Le plus souvent ils se sont présentés au cours d'opération sur l'abdomen, et il n'est pas certain que les manipulations sur le péritoine n'en ont point été la cause.

On signale aussi des nausées, des vomissements et des maux de tête. Tous ces accidents sont très passagers et parfois ne demandent pas de thérapeutique. Cependant dans un article plus récent Heineke et Läwen ne partagent pas les idées trop optimistes au sujet de l'innocuité de la novocaïne en injection rachidienne.

Ces auteurs ont observé des accidents soit immédiats, soit tardifs dans la moitié des cas aussi bien avec la stovaïne que la novocaïne. Comme accidents immédiats,

(Nebenwirkungen) ils mentionnent des nausées, des vomissements et même des collapsus d'une certaine gravité. Les phénomènes tardifs (Nachwirkungen) paraissent être de la même fréquence avec la stovaïne qu'avec la novocaïne. Cependant leur intensité est plus forte avec cette dernière, surtout pour ce qui concerne les céphalées.

Les douleurs de la nuque, ainsi que les vomissements, qui sont particulièrement fréquents avec la novocaïne, se retrouvent également parmi les phénomènes tardifs. Les auteurs conclurent de leur étude que l'emploi de la novocaïne en injection dans le canal rachidien est plus dangereux que celui de la stovaïne.

Dans toute la littérature nous n'avons trouvé qu'un cas de mort à la suite de rachinovocaïnisation (cas de Sonnenburg). Encore ne peut-on pas accuser formellement le médicament car il s'agissait d'un pyohémique, et la méningite consécutive était plutôt, dit Sonnenburg, la suite de la généralisation de la maladie.

On signale encore par comparaison à ce qui se passe avec la stovaïne, l'absence d'action nuisible de la novocaïne sur les tissus. (Lindenstein). Les phénomènes bulbaires n'ont pas été observés (Henking). Comme on le voit, ces faits sont absolument correlatifs à ce que donne l'expérimentation. De nos expériences comparées aux faits acquis par la clinique, on peut donc tirer des conclusions suivantes :

1. La rachinovocaïnisation donne une anesthésie suffisante pour procéder à des opérations sur les membres inférieurs, la région inguinale et l'abdomen.

2. L'emploi de la novocaïne comparativement à celui de la cocaïne est peu dangereux au point de vue des accidents immédiats (pendant l'intervention) ou secondaires (survenant quelques heures ou plusieurs jours après). La plupart des accidents cités n'ont pas mis les jours des malades en danger.

3. Les troubles moteurs qui précèdent ou suivent l'anesthésie ne sont pas d'une intensité gênante.

4. L'application de la novocaïne ne ralentit pas la cicatrisation des plaies opératoires.

5. Les phénomènes d'excitation sont faibles.

V. Injections intracraniennes.

Il est un autre procédé expérimental qui permet de constater l'action paralysante qu'exerce la cocaïne sur les éléments nerveux, lorsqu'elle est en solution concentrée, et au contraire son action excitante lorsqu'on la fait agir en solution faible. C'est celui qui consiste à injecter le poison à concentrations diverses dans la masse cérébrale. Lorsqu'on pratique une injection de ce genre avec une solution de cocaïne à 1 %, le liquide injecté agit tout d'abord comme paralysant; puis, après diffusion, et dilution par le liquide céphalo-rachidien, il provoque l'excitation des zones cérébrales avec lesquelles il entre ultérieurement en contact.

Il en résulte d'abord une hémiplégie ou paralysie des quatre membres ; plus tard apparaissent les phénomènes d'excitation : délire, convulsions.

Nous avons recouru au même procédé pour étudier l'action de la novocaïne sur les éléments nerveux ; vu la nocivité moindre du médicament nouveau nous pouvions supposer que ses effets seraient beaucoup moins accusés que ceux donnés par la cocaïne. C'est ce qui s'est produit du reste, ainsi qu'on en pourra juger par les expériences suivantes. Nous injections notre solution dans le cerveau gauche par un trou de vrille pratiqué à 1 mm. en dehors de la suture bipariétale et à 1 mm. en arrière de la suture fronto-pariétale. Dans une première série d'expériences nous réglions la pénétration de l'aiguille de façon que le poison soit déposé dans l'épaisseur de la circonvolution, ce qui permet, cela va s'en dire, un reflux à la surface de l'hémisphère. (injections superficielles). Dans une seconde série d'essais nous pénétrions jusque dans le ventricule latéral (inj. profondes).

a) Injection superficielle de cocaïne.

Expérience I.

4 h. 42 Injection d'une goutte de cocaïne en solution à 4 %. Petites secousses convulsives.

4 h. 43 Chute sur le côté droit. Convulsions cloniques.

4 h. 44 Opisthotonos qui dure quelques secondes. Vomissement. Respiration rapide et superficielle.

4 h. 45 Tendance aux mouvements de course.

4 h. 46 Secousses cloniques ; la tête est renversée en arrrièe. Respiration ralentie avec cornage.

4 h. 48 Convulsions tétaniformes ; les membres sont en extension. Les pattes et les oreilles sont pâles. La sensibilité générale est diminuée, il faut fortement pincer l'animal pour qu'il réagisse.

4 h. 52 Reste sur le dos ; quelques secousses de membres antérieurs, les membres postérieurs sont en extension.

4 h. 54 Se rétablit.

b) Injection superficielle de novocaïne.

Expérience I.

4 h. 42 Injection d'une goutte de novocaïne à 10 %.

4 h. 44 Petits mouvements de la tête.

4 h. 45 Mouvement de la patte antérieure du côté opposé à l'injection. Grimaces faciales. (ébauche d'une crise jaksonienne) Petites secousses de la tête. Hyperexcitabilité : dès qu'on touche l'animal, il pousse un cri.

4 h. 55 L'animal est tranquille et reste dans la position normale.

Expérience 2.

6 h. 17 Injection de 2 gouttes de novocaïne à 4 %. L'animal est un peu abattu, mais reste sur place.

6 h. 19 Tourne la tête à droite, puis à gauche.

6 h. 20 Petites grimaces de la face ; l'animal est un peu agité ; les mouvements sont brusques.

c) Injection profonde de cocaïne.

Expérience 1.

4 h. 34' 30'' Injection d'une goutte de cocaïne à 4 %. Parésie du côté droit.

4 h. 35 Chute sur le côté droit. Convulsions cloniques ; mouvements de course des pattes antérieures. Secousses de la patte postérieure gauche, la droite est immobile.

4 h. 36 Forte crise de convulsions. Vomissements. Quelques mouvements respiratoires spasmodiques.

Mort.

d) Injections profondes de novocaïne.

Expérience 1.

4 h. 55. Injection de 2 gouttes de novocaïne à 4 %.

L'animal est agité : court le long de la table, cherche autour de lui.

4 h. 56'. Petits tremblements de la tête. Respiration spasmodique. Quelques cris plaintifs.

4 h. 59. Petites secousses de la tête.

5 h. 5. Tombe sur le coté droit et convulse de 4 membres. Se relève ensuite. Respiration rapide et superficielle.

5 h. 8. Semble se remettre.

Expérience 2.

5 h. 56. Injection d'une goutte et demi de novocaïne à 10 %.

5 h. 58. Crise convulsive. La tête est renversée en arrière. Les membres sont en extension. Mouvements de procursion. Grattage intense.

6 h. Crise convulsive. Mort.

Les injections superficielles et profondes de novocaïne ont été répétées 8 fois avec des résultats semblables.

Il faut donc conclure que l'action de la novocaïne sur les éléments nerveux est du même genre que celle produite par la cocaïne, seulement d'une intensité infiniment plus faible. En effet, en injection superficielle une goutte de cocaïne en solution de 1 % produit un délire intense ; les convulsions cloniques et toniques se répètent avec rapidité. La novocaïne à 4 % et même à 10 % donne, dans les mêmes conditions, une crise Jaksonienne très incomplète, un peu d'agitation et c'est tout. L'injection *profonde* de cocaïne est suivie d'une hémiplégie et de chute sur le côté opposé à l'injection. Plus tard, après la diffusion de la substance qui est en même temps diluée par le liquide céphalo-rachidien, apparaissent les phénomènes d'excitation : délire, convulsions. Le tout se passe avec une telle rapidité qu'il est difficile de suivre les diverses phases de l'intoxication. La novocaïne donne lieu aux mêmes phénomènes, mais sous une forme atténuée ; et encore faut-il recourir à des concentrations considérables pour les observer.

VI. Action générale de la novocaïne.

Pour étudier l'action générale et la toxicité de la novocaïne, nous nous sommes servies d'animaux libres. Nous avons choisi deux voies d'introduction du médicament : la voie hypodermique chez le *cobaye* et la voie veineuse chez le *lapin* (veine auriculaire).

Injections hypodermiques.

Nous reproduisons ici à titre d'exemple quelques expériences seulement.

Expérience 1.

Cobaye 480 gr.

3 h. 56 Injection hypodermique (au niveau du dos, durée de l'injection 3 minutes) de 11 1/2 cc, d'une solution de novocaïne à 1 % = 0 gr. 24 par kilogr.

3 h. 59. L'animal est calme, légèrement abattu.

4 h. 5. Légères secousses de la tête.

4 h. 10. Paralysie des pattes postérieures, que l'animal traîne en se déplaçant.

4 h. 11. Tombe sur le côté droit en opisthotonos ; la

tête est fortement rejetée en arrière ; grincement de dents. Les pattes postérieures sont écartées, fortement enraidies. En les touchant on provoque des convulsions cloniques.

4 h. 14. Mouvements de course ; quelques plaintes.

4 h. 15. Encore des mouvements de course, avec des cris plaintifs. Le reflexe cornéen est conservé.

5 h. 17. Mouvements de courses continus ; la tête est rejetée en arrière.

De temps à autre les mouvements s'arrêtent, pour recommencer ensuite. La respiration est précipitée.

4 h. 28. Mouvements de la tête.

4 h. 56. L'animal se remet, mais reste faible.

Hyperesthésie : dès qu'on touche l'animal, on provoque des mouvements des pattes.

6 h. 10. Peut se tenir sur ses pattes qui demeurent faibles et raides.

Survie.

Expérience 2.

Cobaye 477 gr.

4 h. 12. Injection hypodermique de 14, 3 cc d'une solution de novocaïne à 1 %. (dans le dos en une seule fois) 0 gr 30 par kilogr.

4 h. 22. L'animal est légèrement abattu, mais il se meut. Cependant sa démarche n'est pas sûre.

4 h. 24. Parésie des membres postérieurs. Mouvements de grattage ; les membres antérieurs deviennent faibles.

4 h. 28. L'animal chancelle. Les pattes postérieures sont paralysées plus que les antérieures. S'affaisse sur son train postérieur.

4 h. 31. Tombe sur le côté gauche ; secousses. Essaie de se relever ; mais les membres postérieurs restent raides. Mouvements de manège.

4 h. 34. Opisthotonos. Mouvements de course des membres antérieurs, les postérieurs restant raides. Tête

rejetée en arrière. Respiration accélérée. Reflexe cornéen conservé.

4 h. 35. Violents mouvements de course.

4 h. 39. Roulement.

4 h. 40. Même mouvement de roulement ; puis l'animal présente un état de raideur générale. Mouvements de course. Hyperesthésie.

4 h. 49. Le reflexe cornéen a disparu.

5 h. 17. De temps à autre mouvements de course.

5 h. 25. L'animal tente de se relever. La cornée est sensible. Survie.

Expérience 3.

Cobaye 510 gr.

3 h. 25. Injection hypodermique de 20,4 cc d'une solution de novocaïne à 1 %. — 0 gr 40 par kilogr.

3 h. 27. L'animal est tranquille ; il mâchonne et se gratte.

3 h. 32. Parésie des membres postérieurs.

3 h. 33. Les membres postérieurs sont paralysés ; l'animal ne peut plus se tenir sur ses jambes. Mouvements de course. Membres postérieurs raides. Opisthotonos.

3 h. 35. Raideur généralisée ; quelques mouvements de la tête.

3 h. 36. Mouvements de course, puis de rotation sur l'axe longitudinal. L'animal relève fortement la tête. Les pattes et les oreilles sont congestionnées.

3 h. 39. Mouvements de course ; état de raideur. La cornée est sensible.

3 h. 41. Légères secousses de 4 pattes.

3 h. 42. Secousses cloniques de tout le corps ; puis mouvements de course. Respirations accélérée.

3 h. 45. Convulsions cloniques suivies de mouvements de course.

3 h. 51. Petites secousses cloniques très brèves à rythme régulier. La sensibilité générale est conservée : si l'on

pique l'animal ou si l'on lui pince la patte, il réagit fortement.

4 h. 14. Cyanose des oreilles et des pattes. Quelques petites secousses ; l'animal est presque inerte : placé sur le dos il reste dans cette position.

4 h. 20. Respiration lente, spasmodique. Résolution musculaire.

4 h. 42. De temps à autre de petites secousses de la tête et des membres postérieurs.

5 h. 4. L'animal commence à se remettre. La sensibilité cornéenne reparaît. Quelques mouvements de course. Survie.

Résumé. — Toutes ces expériences nous montrent l'action générale de la novocaïne établissant sa dose toxique. Une dose suffisante de la drogue produit d'abord un affaiblissement général qui va jusqu'à la paralysie des membres postérieurs; ensuite apparaissent les phénomènes d'excitation qui aboutissent généralement à une crise convulsive tonique, puis clonique, se répétant à plusieurs reprises. La sensibilité et les reflexes sont conservés. Ensuite l'animal se tranquillise petit à petit et finit par se remettre complètement. Lorsque la dose est toxique, il tombe au contraire dans un état de résolution musculaire avec suppression de la sensibilité et des reflexes, et il succombe par arrêt de la respiration.

Nous avons établi la dose toxique pour le cobaye *par la comparaison entre les résultats de 28 expériences.* Cette dose est de *0 gr. 35 à 0 gr. 40 par kilogr.*

Tous les cobayes qui ont reçu moins de 0 gr. 35 ont survécu. Dans 5 cas l'injection fût faite à raison de 0 gr. 35 par kilogr.

L'un des animaux mourut pendant l'expérience ; un autre 3 jours plus tard ; les 3 autres animaux ont survécu. Avec 0 gr. 40 nous avons observé parfois la survie ; mais le plus souvent l'animal mourait au cours même de l'expérience.

Injections dans la veine postérieure de l'oreille du lapin

Injection de *novocaïne* en solution à 4 %.

Expérience 1.

Lapin 1520 gr.

2 h. 35. Injection d'un 1/2 cc de la solution. L'animal s'affaisse sur ses pattes. La respiration est calme.

2 h. 37. L'animal se remet et marche tranquillement.

2 h. 40. Injection d'un 1 cc. Chute sur le côté gauche, raideur généralisée ; crise de convulsions toniques des 4 membres ; quelques secondes plus tard une forte crise de convulsions cloniques.

2 h. 41. L'animal se remet et prend une position normale.

2 h. 48. Injection d'un 1 cc. Immédiatement une crise de convulsions toniques ; l'animal reste couché sur le ventre, les 4 membres étendus, la tête inclinée en avant. Petites trémulations de tout le corps. La respiration est précipitée.

2 h. 50. Tente de se relever, mais ne réussit pas.

2 h. 51. Encore une crise de convulsions toniques, plus faible que la précédente. L'animal reste couché sur le ventre, les pattes antérieures écartées.

2 h 53. Commence à marcher, mais reste faible. La respiration est un peu accélérée.

2 h. 55. Injection de 3/4 cc.

Crise tonique immédiate ; puis, quelques secondes plus tard, crise clonique.

2 h. 56. L'animal est encore agité, essaie de marcher, réussit, mais avec difficulté. Après quelques pas demeure à plat ventre.

3 h. Injection d'un 1 cc. s'affaisse sur le ventre. Petites trémulations du corps ; membres en extension.

3 h. 3. Marche, mais avec beaucoup de difficulté ; il semble que les pattes antérieures sont plus paralysées que les postérieures.

3 h. 5. peut se tenir sur ses pattes.

Expérience 2.

Injection de *novocaïne* en solution à 4 %.

Lapin.

2 h. 33. Injection de 4/10 de cc.

Affaissement; faiblesse des membres; se remet immédiatement et marche sans présenter rien de particulier.

2 h. 35. Injection d'un 1/2 cc.

S'affaisse sur le côté gauche. Polypnée.

2 h. 36. Se couche sur le côté gauche. Secousses cloniques des 4 pattes. Respiration pénible.

2 h. 37. Mouvements de course des membres antérieurs. Reste toujours couché sur le côté gauche, les pattes étendues.

2 h. 38. Tente de se relever, mais ne réussit pas. La sensibilité est conservée.

2 h. 40. Se lève et prend une position normale.

2 h. 44. Injection d'un 1 cc. Crise tonique. S'affaisse à moitié sur le coté gauche; respire difficilement.

2 h. 45. Tombe sur le côté gauche; convulsions cloniques des pattes postérieures surtout; puis raideur généralisée, pattes étendues.

2 h. 46. Tente de se relever, mais ne réussit pas.

2 h. 48. Se remet, mais reste faible.

2 h. 59. Mouvements de latéralité de la tête. Difficulté à maintenir l'équilibre.

3 h. Petits mouvements de latéralité de la tête.

3 h. 3. L'animal semble être normal.

3 h. 6. Injection de 3 divisions d'une seringue de Pravaz. Tombe à plat ventre, les 4 pattes écartées, la tête appuyée sur la table. Les reflexés tendineux sont conservés.

3 h. 10. Légère faiblesse des membres.

3 h. 14. Injection de 5 divisions. Tombe sur le côté gauche. Polypnée. Petits mouvements de la queue.

Reflexe cornéen conservé ; sensibilité générale de même.

3 h. 16. Reste immobile sur le ventre.

3 h. 18. Commence à marcher. Petites secousses des pattes antérieures et de la queue. Sensibilité conservée.

3 h. 48. L'animal se remet, mais reste faible ; il est couché sur le ventre, la tête appuyée sur la table. Les pattes antérieures sont écartées.

3 h. 51. Injection d'un 1/2 cc. S'affaisse sur ses 4 pattes. Secousses de la tête ; ne respire presque pas.

3 h. 55. Respiration artificielle (massage thoracique). Secousses des 4 pattes. Polypnée. Mouvements de mâchonnement.

3 h. 56. La polypnée continue ; les narines battent.

3 h. 57. L'animal reste couché sur le coté, respire difficilement. Quelques mouvements de course des 4 pattes.

3 h. 58. Tente de se relever, tombe plusieurs fois, enfin réussit et fait quelques pas.

Ces expériences, qui ont été faites au nombre de 9, montrent que : les doses de 0 gr. 01 en injection intraveineuse restent, le plus souvent, sans effet. Les doses de 0 gr. 02 provoquent peu d'agitation ; par contre elles produisent une grande faiblesse : l'animal reste couché à plat ventre, les pattes étendues, somnolent. Dès qu'on arrive à la dose de 0 gr. 04 (1 seringue de solution à 4 0/0), on a presque immédiatement une crise de convulsions toniques avec opisthotonos, ensuite vient une crise de convulsions cloniques, avec respiration rapide et irrégulière.

Entre les crises l'animal reste très affaibli. Evidemment, la force excitante de novocaïne est plus faible que celle de cocaïne au même titre, puisque nous avons dû recourir à des solutions de 4 0/0 et même de 10 0/0 pour avoir des phénomènes convulsifs manifestes. Notons aussi, que les effets des doses faibles se caractérisent exclusivement par un état d'affaissement transitoire que l'on retrouve comme prélude aux convulsions déterminées par les doses fortes.

En outre, il paraît que la drogue s'élimine ou se détruit assez rapidement : malgré l'agitation et les convulsions assez intenses l'animal se remet excessivement vite, à moins qu'on ait introduit des doses excessives.

Action cardiovasculaire et respiratoire de la novocaïne

Nous avons étudié l'actions de la novocaïne sur le cœur et la respiration en employant trois voies d'introduction du médicament : la voie artérielle, la voie péritonéale et la voie veineuse. Dans une première série d'expériences, après avoir mis une des carotides en communication avec le kymographion de Ludwig, nous injections notre substance dans le bout central de l'une des artères fémorales au niveau du triangle de Scarpa. Le second procédé d'expérimentation consiste en l'injection d'une dose plus ou moins massive de la drogue dans la cavité péritonéale, une des carotides étant toujours en communication avec le kymographion. Ce dernier procédé nous a paru présenter quelques avantages en ce sens qu'on place l'animal dans des conditions se rapprochant le plus aux conditions physiologiques : l'absorpsion du médicament se faisant graduellement, sans présenter des accoups un peu brusques qu'on a forcément à chaque injection intraartérielle.

Pour comparer l'action de la novocaïne sur les fonctions cardiovasculaires et respiratoires, avec celles exercée par la cocaïne sur les mêmes fonctions, nous avons utilisé les protocoles d'expériences et les tracés obtenus au laboratoire de thérapeutique de Genève par Mlle Kamenzowe.

Injections intraartérielles

Expérience 1.

4 Juin 1907, lapin 1550 gr.

Injection de *novocaïne* en solution à 1 % dans l'artère fémorale.

TEMPS	INJECTIONS	PRESSION	PULSATIONS par minute	RESPIR. par minute
3 h. 38		95	276	42
3 h. 40		95		

TEMPS	INJECTIONS	PRESSION	PULSATIONS par minute	RESPIR. par minute
3 h. 42	1re inj. 1 cc.		276	39
3 h. 44		89	268	39
3 h. 45		89	268	
3 h. 46	2me inj. 1 cc.			
3 h. 47	3me inj. 1 cc.		276	39
3 h. 48		90	248	39
3 h. 51		82	256	48
3 h. 53	4e inj. 2 cc.	85	252	—
3 h. 54		83	256	60
3 h. 56		88	232	62
3 h. 57	5e inj. 2 cc.			
3 h. 59	6e inj. 2 cc.	105		100
4 h. 01	7e inj. 2 cc.	103	244	112
4 h. 03	8e inj. 2 cc.	97	252	101
4 h. 05	9e inj. 2 cc.	94	256	91
4 h. 07	10e inj. 2 cc.	90	284	109
4 h. 09	11e inj. 2 cc.	89	284	113
4 h. 11	12e inj. 2 cc.	84	252	179
4 h. 13	13e inj. 2 cc.	88	252	179
4 h. 15	14e inj. 2 cc.	91	252	154
4 h. 17	15e inj. 2 cc.			
4 h. 19	16e inj. 2 cc.	98	—	polypnée
4 h. 21	17e inj. 2 cc.	101	236	polypnée
4 h. 22	secousses.			
4 h. 23	18e inj. 2 cc.			
4 h. 25	19e inj. 2 cc.	103	244	polypnée
4 h. 27	20e inj. 2 cc.			
4 h. 29	21e inj. 2 cc.	105	256	
4 h. 30' 30"	Arrêt de respiration.			
3 h. 32				
3 h. 34		71	200	Resp. art.
3 h. 35	22e inj. 5 cc.	71	208	
3 h. 36		57	200	
3 h. 37		67	200	Resp. art.
3 h. 38	23e inj. 10 cc.	70	204	
3 h. 40		44		
3 h. 41		58		
3 h. 42	24e inj. 10 cc.	35	192	

Résumé. — Ce tracé montre que la pression baisse immédiatement après chaque injection (de 95, pression initiale, à 83). Depuis la 6e injection elle commence à monter, atteint, puis dépasse pendant quelques minutes la pression initiale. Ensuite elle baisse de nouveau (de 105 à 84) pour remonter encore une fois ; enfin baisse définitivement (à 35). Le pouls se ralentit jusqu'à la 7e injection (de 276 à 244), ensuite s'accélère, puis se ralentit de nouveau pendant la période terminale de l'intervention.

La respiration s'accélère depuis la 4e injection et finit par se transformer en polypnée (16e injection). La respiration s'arrête après la 21e injection, c'est-à-dire après l'injection de 0 gr. 39 au tolal.

Expérience 2.

24 Juin 1907. Lapin 1671 gr.

Injection intraartérielle d'une solution de *novocaïne* à 1 %
0 gr. 30 par kilogr.

TEMPS	INJECTIONS		PRESSION	PULSATIONS par minute	RESPIR. par minute
4 h. 26			98	252	
4 h. 29			98		
4 h. 33			98	255	56
4 h. 34	1re inj.	1 cc.	94	256	52
4 h. 36	2e inj.	1 cc.	92	260	48
4 h. 37	3e inj.	1 cc.	97	256	50
4 h. 39	4e inj.	1 cc.	97	248	50
4 h. 40	5e inj.	1 cc.	106	228	
1 h. 41	6e inj.	1 cc.	117	216	80
4 h. 42	7e inj.	1 cc.	120	212	128
4 h. 43	8e inj.	1 cc.			
4 h. 45	9e inj.	1 cc.	111	220	150
4 h. 46	10e inj.	1 cc.			
4 h. 47	11e inj.	1 cc.	108	220	120
4 h. 48	12e inj.	1 cc.	114	224	120
4 h. 49	13e inj.	1 cc.	96	240	124
4 h. 50			74	260	140
4 h. 52	15e inj.	1 cc.			
4 h. 53	16e inj.	1 cc.			
4 h. 54	17e inj.	1 cc.	68	276	128
4 h. 55	18e inj.	1 cc.			
				Rythme couplé	
4 h. 56	19e inj.	1 cc.	66	276	124
4 h. 57	20e inj.	1 cc.			
4 h. 58	21e inj.	1 cc.	72	276	124
4 h. 59	22e inj.	1 cc.			
				Rythme couplé	

TEMPS	INJECTIONS		PRESSION	PULSATIONS par minute	RESPIR. par minute
5 h. 00	23e inj.	1 cc.	71	268	124
5 h. 01	24e inj.	1 cc.			
5 h. 02	25e inj.	1 cc.			
5 h. 03	26e inj.	1 cc.	67	264	123
5 h. 4' 30	27e inj.	1 cc.			
5 h. 06			63	264	116
5 h. 6' 30	28e inj.	1 cc.			
5 h. 7' 30	29e inj.	1 cc.			
5 h. 8' 30	30e inj.	1 cc.			
5 h. 09			63	260	112
5 h. 9' 30	31e inj.	1 cc.			
5 h. 10' 30	32e inj.	1 cc.			
5 h. 11' 30	33e inj.	1 cc.			
5 h. 14	34e inj.	1 cc.	58	240	180
5 h. 15	35e inj.	1 cc.			
5 h. 16	36e inj.	1 cc.			
5 h. 17	37e inj.	1 cc.			
5 h. 18' 30			57	232	172
5 h. 19	38e inj.	1 cc.			
5 h. 20	39e inj.	1 cc.			
5 h. 21	40e inj.	1 cc.			
5 h. 22	41e inj.	1 cc.	57	224	Polypnée
5 h. 23	42e inj.	1 cc.			
5 h. 24	43e inj.	1 cc.			
5 h. 25	44e inj.	1 cc.			
5 h.26			60	228	Polypnée
5 h. 26' 30	45e inj.	1 cc.			
5 h. 27	46e inj.	1 cc.			
5 h. 28	47e inj.	1 cc.	56	236	Polypnée
5 h. 29				Arrêt de respiration	
5 h. 30					Respir. artif.
5 h. 31	48e inj.	1 cc.			
5 h. 32				Arrêt de respir. artif.	
5 h. 33	49e inj.	1 cc.			
5 h. 34			55	228	Polypnée (respiration spontanée)
5 h. 35	50e inj.	1 cc.			
5 h. 36	51e inj.	1 cc.			Resp. art.
5 h. 38				228	
5 h. 39	52e inj.	1 cc.	56		arrêt R. A.
5 h. 40	53e inj.	1 cc.	42	220	

Résumé. — Immédiatement après les premières injections la pression baisse de 98 à 92, mais déjà depuis la 3e injection elle commence à remonter et vers la 7e elle dépasse de 22 mm. la pression initiale ; ensuite la pression descend graduellement. A la 13e injection elle en revient à son chiffre initial, dès lors elle commence à s'abaisser jusqu'à la fin de l'expérience.

La courbe des pulsations suit à peu près la même marche. Il y a d'abord un ralentissement du cœur (de 260 mm. à 212 mm.) ; mais ce ralentissement persiste plus longtemps que l'abaissement de pression. Ensuite le nombre des pulsations augmente, atteint son maximum de 276 à la minute, reste stationnaire pendant quelques minutes, puis diminue graduellement et lentement. Vers la fin de l'expérience il y a 220 pulsations à la minute, c'est-à-dire un certain ralentissement par rapport au nombre de pulsations initial.

La respiration s'accélère depuis la 6e injection. Après avoir donné un très léger ralentissement initial, elle monte rapidement et, après une sorte de plateau, s'accélère plus encore et se transforme bientôt en polypnée. Elle s'arrête après l'injection de 0 gr. 47 de la substance. Après quelques minutes de respiration artificielle, la respiration spontanée se rétablit, toujours sous forme de polypnée ; enfin elle s'arrête de nouveau et définitivement à la 52e injection, c'est-à-dire après la dose de 0 gr. 52 de novocaïne.

Injections intrapéritonéales

Expérience 1.

6 Mars 1908, Lapin 1820 gr.

Trachéotomie. Laparotomie. Injection de *novocaïne* en solution aqueuse de 4 %, en raison de 0 gr. 26,4 par kg.

TEMPS	INJECTIONS	PRESSION	PULSATIONS par minute	RESPIR. par minute
3 h. 08		110	256	37
3 h. 10		108	260	37
3 h. 11		107	268	37
3 h. 12	Injection de 0. gr. 48 de novocaïne dans le péritoine.			
3 h. 13		103	252	44
3 h. 15		106		48
3 h. 17		111	268	100

TEMPS	INJECTIONS	PRESSION	PULSATIONS par minute	RESPIR. par minute
3 h. 20		111	264	
3 h. 22		98	238	137
3 h. 24		96	244	Polypnée
3 h. 27		97	252	Polypnée
3 h. 29		100	272	158
3 h. 38		100	256	112
3 h. 40		102	266	117
3 h. 43		105		109
3 h. 46		108	244	82
3 h. 49		112	244	90
4 h. 02		116	238	46
4 h. 10		117	238	51

Résumé. — La pression descend un peu immédiatement après l'injection ; (de 108 mm. à 103 mm., plus tard à 96 mm.) 21 minutes après l'injection elle commence à monter et dépasse ensuite la pression initiale.

Le pouls se ralentit au début ; ensuite apparaît une légère accélération qui dure quelques minutes. Vers la fin de l'expérience le pouls se ralentit de nouveau (238).

La respiration s'accélère jusqu'à atteindre la polypnée et reste légèrement accélérée jusqu'à la fin de l'expérience.

Expérience 2.

20 Mars 1908. Lapin 1450 gr.

Injection intrapéritonéale de *novocaïne* à 4 %, au total 6 1/2 cc. — 0 gr. 26 — 0 gr.18 par kilogr.

TEMPS	INJECTIONS	PRESSION	PULSATIONS par minute	RESPIR. par minute
2 h. 18		113	256	57
2 h. 25	Injection de 6 1/2 cc. de novocaïne.	112	245	52
2 h. 27		107	249	64
2 h. 29		97	270	70
2 h. 32		110	245	85
2 h. 35		103		97
2 h. 38		102	259	85
2 h. 41		109	259	75
2 h. 43		112	252	75
2 h. 48	Formation d'un caillot; lavage de la canule.			
2 h. 58		134	205	27

Résumé. — La pression baisse immédiatement après l'injection (de 113 mm. à 102 mm.) ; ensuite elle commence à monter et dépasse finalement la pression initiale.

Le cœur présente d'abord un certain ralentissement; puis s'accélère pendant 22 minutes, finalement se ralentit de nouveau.

La respiration s'accélère d'emblée ; elle reste accélérée pendant toute la durée de l'expérience.

Expérience 3.

27 Mars 1908. Lapin 1285 gr.

Trachéotomie. Injection intrapéritonéale de *novocaïne* à 4 % ; 0 gr. 15,8 par kilogr.

TEMPS	INJECTIONS	PRESSION	PULSATIONS par minute	RESPIR. par minute
4 h. 10		100	250	70
4 h. 12		100	250	70
4 h. 13	Injection de 4 cc. de novocaïne			
4 h. 14		88	258	77
4 h. 18		85	230	90
4 h. 19		83	222	92
4 h. 23		61	257	80
4 h. 24		56	255	80
4 h. 27		77	249	80
4 h. 31		80	255	77
4 h. 35		80	236	75
4 h. 38		88	235	75
4 h. 42		92	227	72
4 h. 48		92	212	69
4 h. 52		92	204	68

L'animal est tué par la section des carotides.

Résumé. — Cette expérience montre que la pression baisse aussitôt après l'injection ; 15 minutes après elle commence à remonter graduellement (de 53 mm. à 92 mm.) ; mais reste néanmoins à un chiffre un peu inférieur à celui que présente la pression initiale. Elle reste dès lors stationnaire.

Les pulsations diminuent de nombre ; ensuite survient une légère accélération, puis le cœur se ralentit progressivement.

La respiration s'accélère légèrement au début ; puis se ralentit très peu, ne s'éloignant presque pas du chiffre initial.

Expérience 4.

1er Avril 1908. Lapin 1835 gr.

Injection intraveineuse préalable *d'atropine*.
Injection intrapéritonéale de *novocaïne* à 4 %. 0 gr. 15,2 par kilogr.

TEMPS	INJECTIONS	PRESSION	PULSATIONS par minute	RESPIR. par minute
4 h. 02' 30	Injections successives de sulfate d'atropine [1] mgr. en solution à 1 %			
4 h. 04' 30		128	224	30
4 h. 21	le vague est inexcitable.			
4 h. 36		128	224	28
4 h. 37	Injection de 7 cc. de novocaïne.	126	220	30
4 h. 39		116	224	30
4 h. 40		114	232	34
4 h. 46		126	192	20
4 h. 53			184	28
4 h. 57		123	168	26
4 h. 59		130	164	28
5 h. 15		129	156	28
5 h. 20		128	148	26
5 h. 23	Agitation.			
5 h. 24		148	148	28
5 h. 27		140	142	28

L'animal est tué par l'injection d'atropine.

Résumé. — Cette expérience est intéressante au point de vue que malgré la paralysie des terminaisons intracardiaques du vague, les courbes de la pression et des pulsations, après l'injection de novocaïne, sont identiques à celles recueillies sans l'intervention préalable de l'atropine. Il faut donc en conclure que le ralentissement léger du cœur, observé au début de l'action de la novocaïne, n'est pas dû à l'entrée en jeu de l'appareil modérateur.

Injections intraveineuses.

Nous avons adopté ici les indications préconisées par le Professeur Mayor dans un mémoire, fait en collaboration avec le Docteur Nutriziano, sur le chloral et ses succédanés [1]; c'est-à-dire que nous avons pris successi-

[1] Revue médicale de la Suisse romande 1905.

vement sur le même chien, et à 15 jours d'intervalle au moins, des tracés manométriques. L'un montrant l'action de la cocaïne, l'autre de la novocaïne. Comme cette dernière avait, nous l'avons vu, une action moins puissante et une toxicité moindre que la première, nous avons comparé les effets d'une solution à 3 °/o *de la novocaïne* à ceux d'une solution à 1 °/o de *cocaïne*. En outre l'injection était faite par fraction de 1/4 cc. pour la cocaïne et par 1 cc. pour la novocaine.

Expérience 1. *a.*

10 avril 1907. Chien I de 12 kilogr.

Injection intraveineuse de *cocaïne* à 1 °/o.
1/4 cc. toutes les 2 minutes. Au total 2,5 cc. = 0 gr. 002 par kilogr.

TEMPS	INJECTIONS	PRESSION	PULSATIONS
4 h. 07		204	92
4 h. 08' 30"	Inj. de 1/4 cc. de cocaïne		
4 h. 10' 30"	1/4 cc.		
4 h. 12		219	76
4 h. 14' 30"	1/4 cc.	222	64
4 h. 15' 30"		220	60
4 h. 17		232	66
4 h. 18' 30"	1/4 cc.		
4 h. 19		228	72
4 h. 20' 30"	1/4 cc.		
4 h. 21		230	68
4 h. 22' 30"	1/4 cc.	222	84
4 h. 23			
4 h. 24' 30"	1/4 cc.		
4 h. 25		230	92
4 h. 26	1/4 cc.		
4 h. 27		218	96
4 h. 29		213	84
4 h. 31		208	132
4 h. 33		202	128
4 h. 35		206	132

Résumé. — La pression monte immédiatement après la première injection et continue à monter jusqu'à la dernière (de 204 à 230). Après l'arrêt des injections, la pression baisse et vers la fin de l'expérience (10 minutes après la dernière injection) elle en revient au chiffre initial (206).

En même temps le cœur se ralentit (de 92 à 60) ; à la 4e injection apparaît une légère accélération qui ramène la courbe à la hauteur initiale. Après l'arrêt des injections, le cœur s'accélère rapidement (132 puls.).

Expérience 1. *b.*

30 Juillet 1907. Chien I de 13 kg. 400 gr.

Injection intraveineuse de *novocaïne* à 3 % 1 cc. toutes les minutes. Au total 0 gr. 45 — 0 gr. 034 par kilogr.

TEMPS	INJECTIONS	PRESSION	PULSATIONS
3 h. 33' 30"		192	
3 h. 34	Inj. de 1 cc. de novocaïne	192	152
3 h. 34' 30"		194	137
3 h. 35	1 cc.		
3 h. 36	1 cc.		
3 h. 36' 30"		196	108
3 h. 37	1 cc.		
3 h. 37' 30"		197	140
3 h. 38	1 cc.		
3 h. 38' 30"		190	168
3 h. 39	1 cc.		
3 h. 40			
3 h. 41	1 cc.		
3 h. 41' 30"		190	172
3 h. 42	1 cc.		
3 h. 43		176	268
3 h. 44	1 cc.		
3 h. 44' 30"		174	277
3 h. 45	1 cc.		
3 h. 45' 30"		170	252
3 h. 46	1 cc.		
3 h. 46' 30"		168	256
3 h. 47	1 cc.		
3 h. 47' 30"		170	252
3 h. 48	1 cc.		
3 h. 48' 30"		174	252
3 h. 50		170	264
3 h. 51		164	272

Résumé. — La pression monte de 192 mm. Hg. au début, après chaque injection et atteint bientôt 197 mm. ; puis, après la 6e injection, elle commence à baisser ; à la 13e, elle est descendue à 170 mm. et se maintient dès lors au voisinage de ce chiffre.

Les pulsations diminuent de nombre après les premières injections, ce qui correspond à la période où la pression est élevée. Ensuite, il s'établit une forte accélération du cœur et bientôt les pulsations oscillent entre 252 et 272 à la minute.

Expérience 2 *a*.

15 avril 1907. Chien II de 12 kg. 500 gr.

Injection intraveineuse de *cocaïne* à 1 %. Au total 2,5 cc. — 0 gr. 002 par kilogr.

TEMPS	INJECTIONS	PRESSION	PULSATIONS
3 h. 41		142	144
3 h. 42		141	148
3 h. 44		135	140
3 h. 45	inj. de 1/4 cc. de cocaïne.		
3 h. 46		156	124
3 h. 47	1/4 cc.		
3 h. 48		185	124
3 h. 49	1/4 cc.		
3 h. 51	1/4 cc.		
4 h. 06			160
4 h. 07	1/4 cc.		
4 h. 08		184	156
4 h. 09	1/4 cc.		
4 h. 10' 30"		187	156
4 h. 11	1/4 cc.		
4 h. 13	1/4 cc.		156
4 h. 14		197	156
4 h. 15	1/4 cc.		
4 h. 16' 30"		195	160
4 h. 17	1/4 cc.		
4 h. 19' 30"		194	160
4 h. 21		196	160
4 h. 23' 30"		190	156
4 h. 25		193	152
4 h. 31		184	148
4 h. 35' 30"		186	144
4 h. 40		188	152
4 h. 46		194	156

Résumé. — La pression monte immédiatement après les premières injections (de 142 mm. à 197 mm.) et reste élevée jusqu'à la fin. Après l'arrêt des injections elle baisse un peu.

Le pouls se ralentit un instant après la première injection (de 140 à 124); puis il présente une accélération qui se maintient pendant toute la durée de l'expérience.

Expérience 2 *b*.

15 Juillet 1907. Chien II de 12 kilogr.

Injection intraveineuse de *novocaïne* à 3 % — total 0 gr. 42 — 0 gr. 035 par kilogr.

TEMPS	INJECTIONS	PRESSION	PULSATIONS
4 h. 38		147	
4 h. 39		148	116
4 h. 40	inj. de 1 cc. de novocaïne		
4 h. 41	1 cc.	159	120
4 h. 42	1 cc.	159	120
4 h. 43	1 cc.		120
4 h. 44	1 cc.	168	124
4 h. 45	1 cc.	170	124
4 h. 46	1 cc.	170	136
4 h. 47	1 cc.	174	144
4 h. 50' 30''			151
4 h. 51	1 cc.		
4 h. 52	1 cc.		
4 h. 53	1 cc.		
4 h. 53' 30''		176	156
4 h. 54	1 cc.		
4 h. 55	1 cc.	172	152
4 h. 56	1 cc.		
4 h. 57		172	156
4 h. 58		172	156
5 h.		164	

Résumé. — La pression monte depuis la première injection et reste élevée pendant toute la durée de l'expérience (de 148 mm. à 176 mm.).

Le pouls s'accélère d'emblée, atteint le maximum à la 11e injection (156) et reste accéléré jusqu'à la fin.

Expérience 3 *a*.

11 Avril 1907. Chien III de 14 kilogr.

Injection intraveineuse de *cocaïne* à 1 % 1 cc. toutes les minutes. Total 3 cc. — 0 gr. 002 par kilogr.

TEMPS	INJECTIONS	PRESSION	PULSATIONS
4 h. 19		148	
4 h. 20		148	
4 h. 22	Inj. de 1/4 cc. de cocaïne	157	124
4 h. 23		158	
4 h. 24	1/4 cc.		
4 h. 24' 30"		163	104
4 h. 26	1/4 cc.		
4 h. 26' 30"			108
4 h. 28	1/4 cc.		
4 h. 29		165	112
4 h. 30	1/4 cc.		
4 h. 30' 30"		171	112
4 h. 32	1/4 cc.		
4 h. 37		172	132
4 h. 38	1/4 cc.		
4 h. 40	1/4 cc.		
4 h. 40' 30"		172	128
4 h. 42	1/4 cc.		
4 h. 43		172	128
4 h. 44	1/4 cc.		
4 h. 46	1/4 cc.		
4 h. 47		176	
4 h. 48	1/4 cc.		
4 h. 49			128
4 h. 54		182	124
4 h. 57		178	124
5 h. 01		178	148

Résumé. — Immédiatement après la première injection la pression monte ; elle continue à monter au cours des injections suivantes (de 148 mm. à 176 mm.).

Le pouls présente un ralentissement passager (de 124 à 104) ; puis le cœur s'accélère (à 132) et reste tel au cours des injections suivantes.

Expérience 3 *b*.

6 Juillet 1907. Chien III de 15 kilogr.

Injection intraveineuse de *novocaïne* à 3 %. Total 27 cc. — 0 gr. 05 par kilogr.

TEMPS	INJECTIONS	PRESSION	PULSATIONS
4 h. 09		170	140
4 h. 10	Inj. de 1 cc. de novocaïne	180	120

TEMPS	INJECTIONS	PRESSION	PULSATIONS
4 h. 10' 30"	1 cc.		
4 h. 11		184	136
4 h. 11' 30"	1 cc.		
4 h. 12	1 cc.	186	140
4 h. 13	1 cc.		
4 h. 14	1 cc.	190	
4 h. 14' 30"		192	
4 h. 15	1 cc.		
4 h.15' 30"		196	156
4 h. 16	1 cc.		
4 h. 16' 30"			160
4 h. 17	1 cc.		
4 h. 17' 30"			168
4 h. 18	1 cc.		
4 h. 18' 30"		198	168
4 h. 19	1 cc.		
4 h. 19' 30"		195	180
4 h. 20	1 cc.		
4 h. 21	1 cc.	192	
4 h. 22	1 cc.		
4 h. 22' 30"		192	180
4 h. 23	2 cc.		
4 h. 23' 30"			188
4 h. 25	2 cc.		
4 h. 28' 30"		199	136
4 h. 29	3 cc.		
4 h. 29' 30"		202	132
4 h. 30	3 cc.		
4 h. 31	3 cc.	200	132

Résumé. — La pression monte graduellement sous l'influence des 10 premières injections (de 170 mm. à 198 mm.). Après la 11e injection, il se produit une très légère flexion (de 198 mm. à 192 mm.), qui est remplacée par une élévation notable (192 mm. à 202 mm.), lorsqu'on porte la valeur de chaque injection à 2 cc, puis 3 cc.

Le cœur se ralentit sous l'influence de la première injection; mais bientôt il s'accélère graduellement (de 140 à 188). Vers la fin de l'expérience il y a un ralentissement assez brusque (de 188 à 132).

La seconde partie de ce tracé donne en ce qui concerne la rapidité du pouls un résultat un peu différent des précédents; mais il faut remarquer que les 5 dernières injections ont été un peu massives (2 cc. à 3 cc. à la fois), ce qui a pu influencer la courbe.

Expérience 4 *a.*

9 Avril 1907. Chien IV de 11 kg. 500 gr.

Injection intraveineuse de *cocaïne* à 1 %

TEMPS	INJECTIONS	PRESSION	PULSATIONS
4 h. 30		180	164
4 h. 31	Inj. de 1/4 cc. de cocaïne	204	128
4 h. 33	1/4 cc.		
4 h. 34		215	104
4 h. 35	1/4 cc.		
4 h. 35' 30"			104
4 h. 37	1/4 cc.		
4 h. 37' 30"		208	104
4 h. 38' 30"	1/4 cc.		
4 h. 40			108
4 h. 40' 30"	1/4 cc.		
4 h. 42			109
4 h. 42' 30"	1/4 cc.		
4 h. 43' 30"		208	112
4 h. 45' 30"	1/4 cc.		
4 h. 49		199	120
4 h. 51		200	120
4 h. 53		204	
4 h. 55		205	124

Résumé. — La pression monte brusquement après les premières injections (de 180 mm. à 208 mm.) et reste élevée au cours des injections suivantes.

La courbe des pulsations présente parallèlement un abaissement considérable (de 164 à 104) ; puis se relève peu à peu jusqu'à 120, c'est-à-dire sans atteindre son niveau initial.

Expérience 4 *b.*

7 Juin 1907. Chien IV de 10 kilogr.

Injection intraveineuse de *novocaïne* à 3 % ; au total 15,5 cc. — 0 gr. 046 par kilogr.

TEMPS	INJECTIONS	RRESSION	PULSATIONS
4 h. 06' 30"		182	
4 h. 08		182	104
4 h. 09	Inj de 1 cc. de novocaïne.		
4 h. 10	1 cc.	194	100
4 h. 10' 30"		204	80

TEMPS	INJECTIONS	PRESSION	PULSATIONS
4 h. 11	1 cc.		
4 h. 12	1 cc.	216	92
4 h. 13	1 cc.	216	92
4 h. 14	1 cc.		100
4 h. 15	1 cc.	226	112
4 h. 16	1 cc.	228	156
4 h. 17	1 cc.		
4 h. 17' 30"			156
4 h. 18	1 cc.		
4 h. 18' 30"		229	
4 h. 19	1 cc.		
4 h. 19' 30"		232	152
4 h. 20	1 cc.		
4 h. 21	1 cc.		
4 h. 23	1 cc.		
4 h. 24	1 1/2 cc.	209	156
4 h. 26		206	168
4 h. 27		208	160
4 h. 28		206	160

Résumé. — La pression monte après chaque injection jusqu'à la 11e (de 182 mm. à 232 mm.); puis, après la 12e injection, elle s'abaisse un peu et après la dernière injection elle est à 209 mm. Elle conserve à peu de chose près cette hauteur (inférieure à la pression initiale) jusqu'à la fin de l'expérience.

Parallèlement, les pulsations, au début, diminuent de nombre; mais après la 6e injection, au contraire, le cœur s'accélère et atteint vers la fin de l'expérience 168 pulsations à la minute, le chiffre initial de celles-ci étant de 104.

Expérience 5 *a*

25 Mars 1907, Chien V de 6 kilogr.

Injection intraveineuse de *cocaïne* 1/4 cc. toutes les 2 minutes; au total de 1,25 cc. — 0 gr. 002 par kilogr.

TEMPS	INJECTIONS	PRESSION	PULSATIONS
4 h. 29			136
4 h. 31		137	136
4 h. 32	Inj. de 1/4 cc. de cocaïne		
4 h. 33		160	156
4 h. 34	1/4 cc.		
4 h. 35' 30"		164	146
4 h. 36	1/4 cc.		

TEMPS	INJECTIONS	PRESSION	PULSATIONS
4 h. 37			148
4 h. 38	1/4 cc.		
4 h. 39		168	160
4 h. 40	1/4 cc.		
4 h. 42		156	152
4 h. 44		147	160

Résumé. — La pression monte graduellement (de 137 mm. à 168 mm.). Après l'arrêt des injections la pression commence à baisser et retombe enfin à 147 mm. A cette élévation de la pression correspond une accélération du pouls.

Expérience 5 *b*.

6 Juin 1907. Chien V de 6,200 gr.

Injection intraveineuse de *novocaïne* à 3 %, 1 cc. toutes les minutes. Au total 9 cc. — 0 gr. 043 par kilogr.

TEMPS	INJECTIONS	PRESSION	PULSATIONS
3 h. 53		162	176
3 h. 54' 30"		162	168
3 h. 55	Inj. de 1 cc. de novocaïne		
3 h. 55' 30"		168	168
3 h. 56	1 cc.		
3 h. 57	1 cc.		
3 h. 57' 30"		178	232
3 h. 58	1 cc.		
3 h. 59	1 cc.	178	244
3 h. 59' 30"		169	248
4 h.	1 cc.		
4 h. 00' 30"		168	258
4 h. 01	1 cc.		
4 h. 01' 30"		168	236
4 h. 02	1 cc.		
4 h. 02' 30"		168	232
4 h. 03	1 cc.		
4 h. 04		195	
4 h. 05' 30"	Convulsions.	196	

Résumé. — La pression monte d'abord après chaque injection. Ensuite elle baisse un peu, mais en restant toujours au-dessus de la pression initiale. Après la dernière injection, c'est-à-dire après que l'animal a reçu

0 gr. 043 de novocaïne par kilogr., la pression monte brusquement.

La courbe des pulsations ne diffère pas de celle donnée par des tracés précédents.

L'étude de tous les tracés, obtenus avec la novocaïne, *qui sont au nombre de 14 pour le lapin et au nombre de 12 pour le chien,* nous permet d'arriver aux conclusions suivantes : quelle que soit la voie d'introduction de la *novocaïne,* s'agit-il d'un chien ou d'un lapin, les résultats sont à peu près les mêmes :

1. Les doses faibles qui, pour les raisons que nous avons exposées plus haut, pour la novocaïne, sont plus fortes (0 gr. 01 chez le chien en injection intraveineuse) que pour la cocaïne, *élèvent la pression* aussi bien chez *le chien* (injection intraveineuse) que chez *le lapin* (injection intraveineuse ou intrapéritonéale). Mais chez ce dernier animal (et le fait se reproduit lorsqu'on injecte dans les artères), cette élévation de la pression est précédée d'un abaissement passager.

2. Pendant toute la durée des injections la pression reste élevée ; et même après leur arrêt elle se maintient généralement au-dessus de la normale. Chez *le chien,* l'élévation de la pression est plus considérable et plus prolongée que chez *le lapin.*

3. Si l'on continue l'introduction de la substance, la pression commence à baisser, mais très graduellement et très lentement.

4. Le pouls présente tout d'abord un ralentissement qui bientôt fait place à l'accélération. Chez *le chien* le ralentissement primitif est souvent très passager et, par contre, l'accélération est de beaucoup supérieure à ce que nous l'avons vue chez *le lapin.* Si l'on force les doses on amène un ralentissement graduel et terminal.

5. La respiration (chez le lapin) s'accélère dès le début,

arrive souvent jusqu'à représenter une véritable polypnée, puis elle se ralentit.

La respiration s'arrête la première ; le cœur continue à battre; de telle façon que si l'on établit la respiration artificielle, on arrive à ranimer l'animal.

La cocaïne à des doses sensiblement plus faibles (0 gr. 002 en injection intraveineuse chez le chien), quoique voisines de la dose convulsive, *élève* aussi la pression et le fait à un degré un peu plus considérable que la novocaïne. Dès qu'on approche de la dose toxique, on voit la pression baisser brusquement, phénomène auquel succède le ralentissement terminal du pouls.

Le pouls se comporte d'une façon différente chez *le lapin* et chez *le chien*. Chez le premier, en effet, il survient d'abord un ralentissement ; mais celui-ci, dès que la pression s'élève, fait place à une accélération moindre toutefois que celle provoquée par la novocaïne. Chez *le chien* ces effets sur le pouls avec les procédés expérimentaux que nous avons adoptés, ne sont pas toujours identiques à eux-mêmes.

Dans la plupart des cas l'accélération s'établit d'emblée ; l'on ne rencontre point de ralentissement primitif et transitoire que nous avons observé avec la novocaïne. Mais il arrive, parfois, qu'au lieu d'une accélération on obtient un ralentissement qui ne se manifeste point toujours au même moment : *par contre il coïncide constamment avec le maximum de l'élévation de la pression.* L'on est donc tenté d'en mettre responsable la vasoconstriction cocaïnique agissant selon la loi de Marey. Mais l'on peut se demander alors pourquoi, dans des conditions expérimentales identiques, ces élévations de pression produites par la novocaine n'amènent pas le même ralentissement. Est-ce que, avec la cocaïne, le ralentissement est favorisé par l'affaiblissement relatif du cœur que provoque cet alcaloïde ? N'est-ce-pas plutôt que l'augmentation de la pression qui se produit sous l'influence de la novocaïne n'étant point due, — comme celle de la cocaïne, — à une vaso-constriction intense, résulte au contraire de l'excitation même du cœur? Le fait me paraît probable. La novocaine aurait donc une action tonicardiaque manifeste et suffisante même pour compenser les effets sur la pression du léger ralentissement que nous avons enregistré après la première injection chez le chien. Mais nous l'avons vu, chez le lapin, ce ralentissement est beaucoup plus important et s'accompagne d'un abaissement de la pression. Chez cet animal, il ne faut pas oublier, que les premières doses de l'alcaloïde provoquent une sorte de dépression générale. C'est probablement à cette période de dépression que répond le ralentissement du cœur indépendant de toute action du vague, et l'abaissement dont nous parlons. Chez le chien, où cette période est beaucoup moins manifeste, elle serait représentée par le ralentissement primitif et très fugace que nous avons noté au cours de nos expériences.

Comparativement à la cocaïne, bien qu'elle soit en apparence moins énergique, la novocaïne semble être supérieure par son action cardiaque doucement stimulante. D'autre part sa dose maniable est beaucoup plus étendue que celle de l'alcaloïde de la coca.

CHAPITPE III.

CONCLUSIONS

L'étude expérimentale de la novocaïne nous permet de tirer les conclusions suivantes :

1. La novocaïne est un anesthésique local d'une puissance inférieure à celle de la cocaïne.

Sa diffusibilité ne diffère pas sensiblement de celle que possède la cocaïne ; elle est franchement supérieure à la diffusibilité de la stovaïne. C'est ce que démontrent nettement les résultats des injections sous cutanées comme des injections intrarachidiennes.

Le champ d'anesthésie obtenu par injections sous-cutanées est à peine de quelques millimètres inférieur en étendue à celui que donne la cocaïne. L'injection intrarachidienne, si elle ne nous a pas donné l'anesthésie des 4 membres, insensibilise pourtant l'animal jusqu'au-dessus de l'ombilic.

2. L'anesthésie oculaire nous a paru bien inférieure à celle donnée par la cocaïne et pour des opérations un peu sérieuses il est certain qu'il faut concentrer fortement la solution. Par contre, l'absence de mydriase et d'altération de la cornée constitue un certain avantage sur la cocaïne et la stovaïne.

3. La toxicité de la novocaïne est relativement faible par comparaison avec celle de la cocaïne, de l'alypine et même de la stovaïne. C'est là ce qui permet de concentrer sans danger les solutions et d'élever les doses de cet alcaloïde, dont l'activité d'ailleurs est suffisante pour que

cette augmentation de la masse employée ne soit pas appelée à dépasser des limites raisonnables.

4. Les effets cardiovasculaires, que nous avons établis, sont de nature à atténuer les craintes que l'on pourrait en avoir à utiliser des doses supérieures à celles courantes pour la cocaïne.

BIBLIOGRAPHIE

J Biberfeld. *Pharmakologisches über Novocain* Wochenschrift fur praktische Aerzte 1905 Nr 48.

H. Braun. *Ueber einige neue örtliche Anæsthetica (Stovain, Alypin, Novocain.* Deutsche Medizinische Wochenschrift 1905 No 42.

R. Blondel. *Ueber einige klinische auf den Gebrauch des Novocains in der Chirurgie bezughabende Tatsachen.* Allgemeine Wiener medizinische Zeitung 1907 N 1.

J. Chevalier et Scrini. *Communications sur l'étude pharmacodynamique et clinique de la novocaïne.* Bulletin général de Thérapeutique 1906.

A. Cieszynsky. *Beitrag zur lokalen Anästhesie mit spezieller Berücksichtigung von Alypin und Novocain.* Deutsche Monatsschrift für Zahnheilkunde 1906.

W. Danielsen. *Poliklinische Erfahrungen mit dem neuen Lokalanästhetikum Novocain* Münch. Mediz. Wochenschrift 1905 No 46.

M. Dietze. *Zur Technik der Lokalanästhesie mit besonderer Berucksichtigung des Novocain-Suprarenin.* Munch. Mediz. Wochenschrift 1906 No 50.

Euler. *Ueber novocain und seine Anvendung in der Zahnheilkunde.* Deutsche Zahnärztl. Wochenschr. 1906 No 20.

G. Fischer. *Beiträge zur Trage der lokalen Anästhesie (Kocain, Nirvanin, Tropakocain, Stovain, Novocain).* Deutsche Monatschr. für Zähnheikunde 1906.

G. Fischer. *Weitere Erfahrungen mit Novocain und seinen Lösungen.* Deutsche Zahnärztliche Wochenschr. Jahrgang IX.

Freemann. *Novocain in der Urologie.* Dermatolog, Centralblatt Neunter Jahrgang No 8.

H. Gebb. *Ueber Novocain und seine anästhesirende Wirkung am Auge.* Archiv für Augenheilkunde. Mai 1906.

H. Hamecher. *Novocain-Suprarenin-Anästhésie in der Zahnheilkunde*. Odontologische Blätter XI No 7-8.

R. Hang. *Ueber die Verwendung des Anästheticums Novocain bei Ohroperationen und zur Therapie von Ohraffectionen*. Vortrag in der Münch. Laryngo-Otolog. Gesellschaft 1906 (Februar).

H. Heineke und A. Läwen. *Experimentelle Untersuchungen und klinische Erfahrungen über die Verwertbarkeit von novocain für die örtliche Anästhesie*. Deutsche Zeitschrift für Chirurgie 1905.

Erfahrungen über Lumbalanästhesie mit Stovain und Novocain mit besonderer Berücksichtigung der Neben und Nachwirkungen. Beiträge zur kl. Chirurgie 1905.

O. Hermes. *Weitere Erfahrungen über Rückenmarksanästhesie mit Stovain und Novocain*. Wochenschrift für praktische Aerzte 1906 No 13.

C. Hofmann. *Ueber die Dosierung und Darreichungs form der Analgesierenden Mittel bei der Lumbalanästhesie*. Munch. Mediz. Wochenschr. 1906. No 52.

Hofmeier. *Erfahrungen bei der Lumbalanästhesie*. Die Therapie der gegenwart 1906.

L. Katz. *Beitrag zur örtlichen Anästhesierung der oberen Atmungsorgane und des Ohres*. Deutsch. Mediz. Wochenschr. 1906. No 36.

Klein. *Novocaïne. Un nouvel anesthésique local*. Bulletin général de Thérap.. 1906.

P. Lazarus. *Die Rückenmarksanästhesie im Dienste der physikalischen Therapie*. Zeitschr. für physik. und diätetisch. Therapie 1906, Mai.

F. Liebl. *Ueber Lokalanästhesie mit Novocain- Suprarenin*. Münch. Mediz. Wochenschr, 1906 No 5.

Lindenstein. *Erfahrungen mit der Lumbalanästhesie*. Deutsch. Mediz. Woschenschr. 1906 No 45.

R. Lucke. *Ueber Novocain in der Urologie*. Monatschr. für Harnkrankheiten und sexuelle Hygiene, 1906. No 3.

F. Merkel. *Die Ruckenmarksanästhesie und ihre Verwendung in der privatpraxis*. Munch. Mediz. Wochenschr. 1907 No 15.

J. Misch. *Ueber lokale Anästhesie mit besonderer Berücksichtigung des Novocains* Oesterr.-ungar. Vierteljahrsschrift für Zahnheilkunde 1906 H. III.

Opitz. *Ueber Lumbalanästhesie mit Novocain bei Ginäkologischen Operationen.* Münch. Mediz Wochenschr. No 18.

A. Siegrist. *Lokalanästhesie bei Exenteratio und Enucleatio Bulbi.* Klinische Monatsbl. für Augenheilkunde 1907. Januar.

E. Sonnenburg. *Die Ruckenmarks-Anästhesie mittels Stovain und Novocain nach einigen Erfahrungen.* v. Leothold-Gedenkschrift II. Band.

O. Steim. *Unsere Erfahrungen mit Novocain.* Münch. Mediz. Wochenschr. 1906 No 50.

B. Wicherkiewicz. *Einige Betrachtungen über Novocainanästhesie in der Augenheilkunde.* Wochenschr. für Therapie und Hygiene des Auges Jahrgang X No 20.

E. Veit. *Mitteilung : 150 Fälle von Lumbalanästhesie* Beiträge zur klinisch. Chirurgie 1907 H. III.

TABLE DES MATIÈRES

www.ingramcontent.com/pod-product-compliance
Lightning Source LLC
LaVergne TN
LVHW011956160826
845678LV00002B/565

* 9 7 8 2 3 2 9 6 7 5 0 2 2 *